LA MANIÈRE

DE PRÉVENIR

LES MALADIES

ET DE

CONSERVER LA SANTÉ

Par M. GAYARD-MICHON.

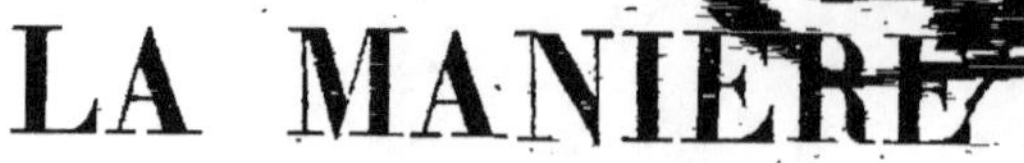

EN VENTE CHEZ L'AUTEUR

AUX MAS, PRÈS VIVEROLS.

—

Prix : 25 centimes.

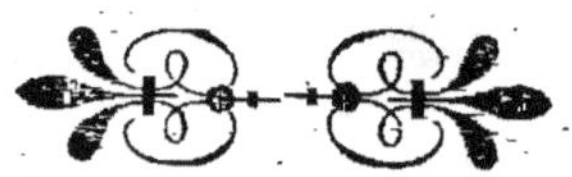

Ambert

TYPOGRAPHIE DE GRANGIER.

—

1870.

LA MANIÈRE

DE PRÉVENIR

LES MALADIES

ET DE

CONSERVER LA SANTÉ.

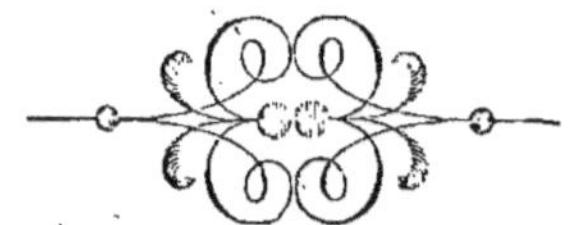

Dᴀɴs l'enfance s'établit une bonne ou une mauvaise constitution. Il est donc de la dernière importance que les pères et mères soient instruits des devoirs que la nature leur a imposés à l'égard de leurs enfants, afin que, connaissant les moyens capables de fortifier leur constitution, ils s'empressent de les employer et d'en écarter tout ce qui peut tendre à l'affaiblir.

En conséquence, on ne perdra jamais de vue ce principe puisé dans la nature, que c'est de la santé des pères et mères que résulte la santé des enfants. Dans les mariages on s'étudiera donc à consulter la santé des époux aussi scrupuleusement que l'on doit consulter les inclinations, puisque c'est du concours des dispositions de l'âme et du corps que dépendent non-seulement le bon-

1871

heur de la société, mais encore la richesse, la force et la sûreté des Etats.

Les pères et les mères regarderont comme un de leurs devoirs les plus essentiels de nourrir, d'élever et de former eux-mêmes le corps, l'esprit et le cœur de leurs enfants.

Les hommes, par leurs conseils et leurs connaissances, élèveront le courage de leurs femmes, dissiperont les préjugés auxquels elles sont pour la plupart livrées ; ils aideront dans une partie des soins que leurs enfants exigent d'elles, et partageront avec elles les peines, puisqu'ils doivent jouir en commun des plaisirs que procure une famille bien portante, forte, vigoureuse, élevée dans la pratique exacte de la vertu et de ses devoirs envers ses pères et mères, envers la société, envers la patrie. Les femmes nourriront d'elles-mêmes, de leur propre lait, leurs enfants autant qu'elles le pourront. Elles n'emmailloteront point leurs enfants, elles écarteront de leurs petits membres flexibles et susceptibles de la moindre impression les bandes, les ligatures, toutes ces entraves qui font gémir la nature et la raison ; elles se persuaderont facilement que ce n'est pas trop avancer que de dire que le désir de l'exercice naît avec nous, quand elles réfléchiront que, même dans leur sein, l'enfant jouit de tout l'exercice qui lui est permis. Ces mouvements, ces secousses plus ou moins multipliées, plus ou moins violentes qu'elles ressentent à quatre mois, quatre mois et demi, mettent cette vérité hors de doute. Aussitôt que l'enfant sera né, elles le mettront sur des linges fins, secs et blancs de lessive ; elles le couvriront de pareils linges et d'une simple couverture ; elles le changeront dès qu'il sera sali ; elles se garderont bien de lui donner aucune des drogues en usage parmi les sages-femmes et les garde-en-couche ; elles s'en tiendront au premier lait ou à une eau mêlée. Si le méconium est plus de trois jours sans s'évacuer, elles régleront peu à peu leur nourriture, en ne leur donnant à téter que toutes les deux ou trois heures dans le commencement, toutes les trois ou quatre dans la suite, de manière que dès le deuxième mois l'enfant soit déjà accoutumé à ne point téter la nuit. Quand l'enfant commence à avoir les gencives gonflées, quand les dents commencent à s'annoncer, une croûte de pain est le seul hochet dont il ait besoin. Elle préviendra tous les accidents dans lesquels entraîne la perte de la salive. On ne donnera jamais aux enfants ni dragées, ni sucreries, aucune des drogues comprises sous le nom de bonbons ; on leur refusera également toutes espèces de fruits, à moins qu'ils ne soient bien mûrs, et dans ce cas ils sont autant salutaires qu'ils sont nuisibles quand ils sont verts. On ne se mêlera pas d'apprendre à marcher aux enfants, on les laissera se rouler sur un tapis, sur une couverture ou autre chose de ce genre. Cet exercice les fortifiera, peu à peu leurs bras et leurs jambes connaîtront ce à quoi ils sont destinés, et à dix mois, plus ou moins, ils marcheront seuls. On les tiendra toujours propres, sans aucune affectation, sans aucune recherche dans leurs vêtements : les parures ne servent qu'à les gêner, qu'à les contraindre dans leurs mouvements et dans leurs exercices. On fuira l'usage des corsets de baleine comme une invention barbare, plus funeste au genre humain que ne le furent jamais la peste, la guerre, etc. Leurs vêtements seront aisés et libres, toujours attachés avec des rubans ou des cordons, jamais avec des épingles, et le plus tard que l'on pourra avec des boucles, etc. On accoutumera les enfants peu à peu au froid, au chaud et aux autres intempéries des saisons. Pour cet effet, on ne les vêtira jamais plus dans une saison que dans une autre. Depuis l'âge d'un an, ils doivent aller la tête avec un simple bonnet très-mince et les pieds nus dans la belle saison. Quand ils sortiront dehors, ce qui devra arriver le plus souvent possible, on leur mettra de petites sandales pour garantir leurs pieds des blessures que pourraient leur faire des corps étrangers ; les petits sabots de bois conviennent également. À mesure qu'ils grandiront, on changera leurs vêtements ; on leur mettra de petits habits à la hussarde, les blouses pour les garçons, les robes et même les blouses pour les filles, les uns et les autres très-larges, très-aisés, propres sans être riches ni recherchés. On ne sèvrera les enfants qu'à l'âge d'un an, et même plus tard si la mère a suffisamment de lait. On les préparera à ce sevrage en leur donnant deux ou trois fois par jour, ou tant qu'ils paraîtront s'en occuper, une croûte de pain sec.

Peu à peu on leur donnera du pain dans du bouillon de veau ou de poulet, et enfin dans du bouillon de bœuf et dans du bouillon de viande salée. On ne leur donnera de la viande que quand ils auront assez de dents pour la bien broyer. On ne leur en donnera que peu et jamais le soir. Il est également dangereux d'engager les enfants à manger trop, en sucrant les aliments, et de les empêcher de manger assez, de crainte qu'ils ne deviennent trop gros et trop gras. Cette dernière manie est encore plus pernicieuse que la première, puisque, comme on l'a fort bien remarqué, la nature a plusieurs moyens pour se débarrasser du superflu de la nourri-

ture, au lieu que celui à qui l'on fait souffrir la faim ne peut jamais
avoir la santé, encore moins devenir fort et robuste. On évitera
de donner aux enfants du vin, de la bière, du cidre, en général de
toutes les liqueurs fermentées, à plus forte raison des liqueurs de
table ; ce sont autant de poisons à cet âge. Il en sera de même des
aliments salés, fumés, de haut goût. Leur boisson sera de l'eau
douce, pure, en petite quantité ; le relâchement est une des causes
les plus communes des maladies chez les enfants ; par cette raison,
ils ne doivent boire que peu. On se gardera bien de contraindre
les enfants, de quelque sexe qu'ils soient, à rester assis ; l'exercice
est le premier aliment de la santé, le bon air en est un second. Les
garçons et les filles doivent jouer, courir, sauter, danser en plein
air, autant que cela sera possible, tous les jours et à toutes heures
du jour, jusqu'à ce que leurs organes aient acquis assez de force
pour recevoir les germes de l'instruction, ce qui peut arriver plus
ou moins promptement, suivant le plus ou moins d'intelligence
dont sera pourvu le sujet. Ce n'est pas qu'il faille négliger les dispositions dès qu'elles se présentent, mais les pères et mères, gui-
dés par la raison, sauront profiter des circonstances, et leur tendresse leur apprendra à ne point nourrir l'esprit aux dépens du
corps. La santé est le premier des biens ; sans la santé, point de
bonheur ; les talents, les agréments de l'esprit, les connaissances,
la science ne sont des acquisitions utiles et satisfaisantes pour la
société et pour soi qu'autant que celui qui les possède jouit des
facultés nécessaires pour les faire valoir ; mais quand le corps est
malade, l'esprit est faible et languissant. On ne forcera donc jamais les enfants au travail, de quelque nature qu'il soit, avant que
leur constitution ne soit bien établie, ou l'on aura soin de ne leur
en faire qu'un amusement. Mais il n'y a que les pères et mères qui
soient capables de cette attention. Ce seront donc eux-mêmes qui
élèveront leurs enfants ; ils ne leur apprendront que ce qu'ils sa-
vent. Qu'ils ne se mettent point en peine si leur enfant est destiné
à en savoir davantage ; le goût, qui se développera avec l'âge,
indiquera sûrement l'espèce de travail ou de science pour laquelle
il est destiné. Le bain froid étant une espèce d'exercice, il est
d'autant plus intéressant d'y habituer les enfants que ces enfants
habitent dans les villes et vont se renfermer dans des appartements
toujours trop peu aérés. Les enfants ont besoin de beaucoup de
sommeil ; dans les premiers mois de leur naissance, ils dorment
plus qu'ils ne veillent, mais par la suite, le sommeil leur devenant
moins nécessaire, on les voit peu à peu veiller davantage qu'ils

dorment, jusqu'à ce qu'enfin, parvenus à l'âge de huit ou dix ils ne dorment pas plus que les adultes, sept à huit heures. On respectera donc le sommeil des nouveau-nés, mais à mesure qu'ils dormiront moins, qu'ils se fortifieront et qu'ils deviendront moins sensibles, on rendra leur coucher moins mollet et plus dur, afin qu'ils puissent, par la suite, dormir partout. Le lieu de leur coucher sera le plus aéré de l'appartement. Les cabinets, les alcôves, les petites chambre seront évités. Il faut qu'une chambre à coucher ait au moins deux ouvertures opposées, afin d'y entretenir à volonté un courant d'air. On ne leur mettra point de rideaux ni baldaquins, ou tous ces meubles d'ornement seront ouverts pendant que l'enfant sera dans son lit. On ne laissera jamais approcher les enfants de domestiques, de valets superstitieux, tous gens à terreur, à contes de revenants, à histoires de mangeurs d'enfants, de loups-garous ; on ne les laissera jamais jouer avec ceux qui ne connaissent d'autre manière de les amuser que de les frapper, de les effrayer, de leur inspirer de la crainte, de la terreur ; toutes ces sottises rapétissent l'esprit, dégradent l'âme, étouffent le courage. Il est de la dernière importance que les enfants soient accoutumés à une vie dure et difficile, quelle que soit leur destinée. Il faut qu'ils connaissent la faim, la soif et surtout la fatigue ; en conséquence, on les réglera de bonne heure dans leurs repas. Il faut qu ils sachent par eux-mêmes que l'appétit est le seul cuisinier dont les hommes doivent faire cas. Les mouvements, les sauts, la danse seront d'abord pour eux les seules courses de fatigue ; peu à peu on mettra plus d'intérêt dans leurs exercices. Les occupations faciles du jardinage ou d'un art ou d'un métier qui n'exige point d'être sédentaire, pour les garçons ; les occupations faciles du ménage, pour les filles, en fortifiant le corps des uns et des autres, leur donneront insensiblement le goût du travail en leur en inspirant la nécessité. Mais que les pères et mères ne perdent jamais de vue que jusqu'à l'âge de puberté, chez l'un et l'autre sexe, ils ne doivent avoir pour but que la santé et la force de la constitution ; que le travail qui exige trop d'application, trop d'assiduité, épuise et mine cette même santé, ces mêmes forces ; qu'ils se trompent grossièrement quand ils s'imaginent qu'ils doivent tirer avantage de leurs enfants dans leur profession le plus possible ; que l'utilité apparente qu'ils en reçoivent est un appât trompeur ; que les mêmes enfants, devenus hommes, haïront le travail, seront faibles, par conséquent travailleront moins, dans la même proportion qu'ils auront trop travaillé dans leur enfance ; que les jeux de volants, de balles, de boules, de paumes et les occupations sérieuses doivent surtout à cet âge se succéder les uns aux autres, non pas à des heures fixes, comme dans les colléges et dans presque toutes les maisons d'éducation, mais plutôt lorsque l'esprit se dirige vers l'un ou l'autre objet ; qu'enfin leur premier devoir est d'en faire des hommes qui, par leur force, leur courage et leur santé, deviennent l'espoir de leur vieillesse et soient utiles à leur patrie, en fournissant des sujets capables de la défendre et de l'enrichir.

Parlons un peu des ALIMENTS :

Tous les hommes doivent avoir la plus grande attention au régime ; il est de la plus grande importance pour la conservation de la santé. La première règle à suivre est d'éviter tout excès : le trop comme le trop peu de nourriture est nuisible. Les végétaux et les animaux sont également propres à nous nourrir, mais il y a un choix à faire dans les qualités de ces substances. Les graines gâtées sont des poisons ; les autres substances végétales, gardées trop longtemps, deviennent malsaines ; la viande est encore plus sujette à la corruption. On ne doit jamais manger d'animaux qui meurent d'eux-mêmes, puisqu'alors ces animaux ne meurent que parce qu'ils sont malades. On doit également s'abstenir des animaux qui meurent par accident, parce que le sang qui se répand dans les chairs les fait bientôt tourner à la putridité. Les canards, les cochons, tous les animaux qui vivent d'ordures, tous ceux qui sont engraissés avec des aliments grossiers, que l'on tient enfermés, qui ne jouissent point du grand air, occasionnent des indigestions et appesantissent l'esprit. La viande, prise en grande quantité, a souvent conduit au scorbut et aux suites nombreuses de cette maladie, telles que l'indigestion, la mélancolie, l'hypocondrie. Ceux qui sont jaloux de leur santé ne doivent manger de la viande qu'une seule fois en vingt-quatre heures. Cette viande ne doit être que d'une seule espèce. Les aliments ne doivent être ni trop tempérés ni trop secs. Les aliments aqueux relâchent les solides et rendent le corps faible ; les aliments trop secs communiquent de la rigidité aux solides, vicient les humeurs et disposent le corps aux fièvres inflammatoires, au scorbut. Rien de plus dangereux que les sauces piquantes, que les soupes succulentes, que les assaisonnements de haut goût ; toutes ces préparations ne sont propres qu'à exciter la gourmandises et ne manquent jamais de nuire à l'estomac. La viande, tout simplement bouillie ou rôtie, est tout ce que l'estomac demande. L'eau devra nous tenir lieu de toute boisson ou être au moins celle le plus en usage. La bonne eau doit être légère, sans couleur, sans odeur. Ces qualités ne se trouvent naturellement que dans celle de rivière. On doit s'abstenir des eaux qui ont séjourné longtemps dans les lacs, dans les étangs, comme ayant acquis de la putridité. Quant aux liqueurs fermentées, si elles sont bues modérément, elles peuvent ne pas nuire à la santé, mais leur excès et l'usage de celles qui sont mal préparées et falsifiées sont mortels. Les liqueurs fermentées trop fortes s'opposent à la digestion au lieu de l'aider ; elles relâchent et affaiblissent le corps bien loin de le fortifier. Les gens qui s'occupent de travaux pénibles peuvent même se passer de liqueurs fortes. C'est une erreur de croire que les personnes en ont absolument besoin; ceux qui n'en font point usage sont non-seulement capables des plus grandes fatigues, mais encore ils vivent plus longtemps que les autres. Les liqueurs fermentées ne doivent point être bues toutes nouvelles, parce que, la fermentation n'étant pas achevée, elles se débarrassent de leur air dans les intestins; de là les vents. Si elles sont trop anciennes, elles s'aigrissent dans l'estomac et nuisent à la digestion. Toutes ces raisons devraient porter chaque personne à préparer elle-même ses liqueurs fermentées, quand elle est dans le cas de le faire. Ce serait en outre un moyen sûr pour prévenir toutes les falsifications, toutes les fraudes en usage parmi ceux qui en font commerce. Le pain, aliment le plus essentiel, le plus salutaire, le plus universel, ne saurait demander trop d'attention pour l'avoir bon et salubre. Il serait donc de la plus grande importance que chacun le préparât soi-même. Il n'y emploierait que de bons grains, il se garderait de faire usage des ingrédients que les boulangers n'emploient que trop souvent pour le rendre agréable à la vue, sans consulter s'il peut nuire à la santé. Le pain le meilleur est celui qui n'est ni trop lourd ni trop léger, qui est bien fermenté, cuit de la veille, qui est fait de bonne farine de froment ou plutôt de froment et de seigle mêlés ensemble.

Ce n'est pas assez que l'on connaisse quels sont les aliments qui conviennent à l'homme en général ; il faut encore savoir quels sont ceux qui conviennent à chaque constitution en particulier.

En conséquence, les personnes qui abondent en sang doivent être scrupuleuses dans l'usage de leur nourriture ; elles doivent éviter les mets salés, les vins vigoureux, la bière forte ; leur nourriture ne doit consister le plus souvent qu'en pain et en substances végétales. Leur boisson doit être de l'eau, du petit-lait. Les pertunées grasses éviteront toutes les substances grasses, huileuses; elles mangeront souvent des raves, de l'ail, des épices, tout ce qui peut échauffer, favoriser la transpiration et l'urine. Elles boiront de l'eau, du café, du thé ; elles prendront beaucoup d'exercice, dormiront peu. Les personnes maigres suivront un régime contraire. Ceux qui sont sujets aux aigreurs doivent faire leur principale nourriture de viande ; ceux, au contraire, qui ont des rapports qui tendent à la putridité ne doivent user que des substances végétales acides. Les goutteux, les hypocondriaques, les hystériques éviteront tout ce qui est austère, acide et propre à s'aigrir sur l'estomac. Leur nourriture doit être légère, rafraîchissante et de nature apéritive. L'homme de lettres doit moins se nourrir que celui qui s'occupe de travaux pénibles et en plein air. Les aliments qui nourrissent très-bien les paysans seraient indigestes aux habitants des villes. Mais le régime ne doit jamais être trop uniforme ; l'usage constant d'une même espèces d'aliments peut avoir de mauvais effets. Dans le premier âge de la vie, ces aliments doivent être légers, nourrissants, de nature délayante, mais répétés souvent ; dans l'âge moyen, ils doivent être solides et avoir un certain degré de ténacité ; dans l'âge avancé, qui semble se rapprocher du premier âge, on doit suivre le régime de cette période. Il doit être léger et plus délayant que celui de l'âge moyen, et même les repas doivent être plus fréquents. Il ne suffit pas pour la santé que le régime soit sain, il faut encore qu'il soit réglé ; un long jeûne, bien loin de reposer des excès, de rétablir le jeu des organes, affaiblit l'estomac et le remplit de vent. Il faut que les aliments soient pris plusieurs fois par jour, si l'on veut réparer les pertes que le corps fait continuellement, si l'on veut entretenir les humeurs dans leur état sain et conserver leur demeure. Le jeûne est surtout nuisible aux jeunes gens et aux personnes âgées, qui, lorsqu'ils ont l'estomac vide, sont souvent attaqués de vertiges, de maux de tête, de faiblesses, de vents, auxquels le seul remède est un peu de pain et un verre de vin. On doit abolir de déjeûner d'une tasse de thé ou de café ; il vaut mieux de la soupe au pain. Pour se bien porter, il faut déjeûner convenablement et souper légèrement. Quand une fois on s'est habitué à un certain régime, il est dangereux de le changer subitement ; il ne faut le faire que par degrés, soit que l'on veuille passer d'une nourriture peu substantielle à une plus succulente, soit qu'on veuille changer la qualité pour retrancher de la quantité des aliments. Cependant un régime trop réglé peut devenir dangereux. On peut varier la quantité de la nourriture, soit en plus, soit en moins, quand les occasions s'en présentent, pourvu que l'on ait toujours attention à la modération et à la tempérance.

Parlons aussi de l'Air :

Rien de plus contraire à la santé que l'air malsain. Les églises et les théâtres, tous les lieux où l'air se trouve dépourvu de ses qualités par la respiration des personnes qui s'y trouvent en très-grand nombre, par le feu, par les lumières, deviennent nuisibles aux personnes délicates. L'air des grandes villes, chargé des vapeurs et des exhalaisons putrides qui s'élèvent sans cesse des substances tant animales que végétales, est également malsain. Les rues doivent être larges et bien percées, afin que l'air puisse y circuler librement. Les appartements doivent être ouverts à deux airs opposés, surtout les chambres à coucher. Au lieu de faire les lits aussitôt qu'on en est sorti, on doit au contraire les découvrir et les laisser tout le jour exposés à l'air d'une porte et d'une fenêtre ouvertes. Les vaisseaux, les prisons, les hôpitaux, où l'on ne peut employer ces moyens, doivent faire usage de ventilateurs. Le ventilateur est une nécessité indispensable dans ces lieux, soit pour la conservation de la santé, soit pour la guérison des maladies, soit pour la salubrité des provisions. On doit encore l'employer dans les mines, dans les caves, dans les salles de spectacles, dans les serres, dans les magasins à blé, etc. Il est peu de remèdes aussi salutaires aux maladies que l'air frais ; c'est le plus puissant cordial s'il est administré avec prudence. L'air frais est surtout nécessaire dans les chambres, dans les salles où il y a plusieurs malades rassemblés, dans les infirmeries, dans les hôpitaux. C'est ici que sont utiles les ventilateurs ; en servant aux malades, ils servent encore aux médecins et aux chirurgiens, à toutes les personnes employées auprès des malades. Les hôpitaux, toutes les maisons destinées aux malades doivent être dans une situation favorable pour l'air et par conséquent à une grande distance des grandes villes.

SUR L'EXERCICE.

Une loi qui paraît être universelle chez tous les hommes, c'est que sans exercice on ne peut jouir de la santé. L'inaction fait tomber les organes dans le relâchement ; de là des maladies sans nombre. L'obstruction, maladie aujourd'hui si commune,

n'a point d'autre cause que le défaut d'exercice. L'exercice préviendra donc cette maladie ; il s'opposera encore à la faiblesse
des nerfs et à toutes les maladies nerveuses.

Il facilitera la transpiration, dont la suppression cause une foule
de maux. Les personnes faibles, valétudinaires, toutes celles qui
ne prennent pas un exercice suffisant, comme les ouvriers, les
marchands, les employés, doivent faire de l'exercice le plus possible, et cet exercice doit être réglé de même que les repas. Il faut
bannir la coutume pernicieuse de rester trop longtemps au lit le
matin, qui est universelle dans les villes. L'air du matin fortifie
les nerfs et remplit jusqu'à un certain point l'indication du bain
froid. On ferait bien de se lever avec le jour. Qu'on se promène,
qu'on monte à cheval, qu'on fasse tout autre exercice en plein air,
on se trouvera avoir l'esprit plus gai, plus sérieux, pendant le
jour plus d'appétit, et tout le corps deviendra plus fort. On s'accoutumera bientôt à se lever matin et à le trouver agréable. Rien
ne contribue davantage à la conservation de la santé et à prolonger
la vie jusqu'à une vieillesse avancée. L'exercice est le seul remède
pour les personnes inactives qui se plaignent de douleurs dans l'estomac, de vents, de gonflements, de mauvaises digestions. Mais en
général l'exercice doit être pris en plein air. Il ne faut pas s'astrein-
dre à un seul genre d'exercice, il faut se livrer à tous alternative-
ment et s'en tenir le plus longtemps à celui qui est le plus utile et le
plus approprié aux forces et à la constitution. L'espèce d'exercice
qui met le plus d'organes en action est toujours celui que l'on doit
préférer. Tels sont la promenade, la course, l'exercice du cheval,
la nage, la culture de la terre, la chasse, le jeu de peaume. Je ne
saurais trop le répéter, ceux qui le peuvent doivent monter à
cheval deux ou trois heures par jour; les autres doivent employer
le même temps à se promener ou à d'autres exercices. Mais l'exercice ne doit pas être continué trop longtemps ; la fatigue lui ôte
tous ses avantages, et au lieu de fortifier le corps elle l'affaiblit.
L'indolence occasionne non-seulement des maladies, mais encore
elle rend les hommes inutiles à la société et donne naissance à
toutes sortes de vices. Dire d'un homme qu'il est un oisif, c'est dire
plus que si on l'appelait vicieux. Quand l'esprit n'est point occupé
de quelque objet utile, il faut qu'il soit à la poursuite de quelque
plaisir ou qu'il médite quelque mauvaise action. L'homme n'est
pas fait pour l'indolence ; ce vice renverse tous les desseins pour
lesquels il a été créé, tandis que la vie active est le rempart le

plus puissant de la vertu et la conservatrice la plus puissante de la santé.

DU SOMMEIL.

Les enfants doivent dormir autant qu'ils paraissent le désirer. A mesure qu'ils avancent en âge, il faut régler leur sommeil, de sorte qu'à dix ou douze ans ils ne dorment pas plus que les adultes, sept ou huit heures. Il faut contracter l'habitude de se lever de bonne heure. Rien de plus contraire à la santé que l'habitude universelle, surtout dans les villes, de ne se lever qu'à neuf ou dix heures. La nuit est le seul temps du sommeil, et pour le rendre salutaire il faut prendre pendant le jour l'exercice suffisant, souper légèrement et se coucher l'esprit aussi tranquille et gai qu'il est possible. L'habitude de dormir après le repas, quand elle est prise, doit être respectée. D'ailleurs, les personnes qui ont les nerfs délicats, telles que les enfants, les femmes, se trouvent bien de faire la méridienne.

DE L'HABILLEMENT.

Les habits doivent être relatifs au climat que l'on habite, à la saison, à l'âge et au tempérament. La jeunesse, dont le sang a un fort degré de chaleur, dont la transpiration est facile, n'a besoin dans nos climats que d'habits légers ; mais l'âge avancé, par la raison contraire, a besoin d'habits qui fomentent la chaleur et la transpiration. C'est à cet âge que conviennent les camisoles de flanelle, qui affaiblissent les jeunes gens, qui les rendent délicats et les empêchent d'en tirer de l'utilité quand les rhumatismes ou quelqu'autre maladie semblable les rendent nécessaires. Il serait à désirer qu'on ne changeât pas d'habits suivant les saisons. Le drap, singulièrement approprié à notre température, devrait être la seule étoffe dont on fit usage. Il n'y a presque pas de jours dans l'été où il ne soit pas supportable. En ne se servant que de cette sorte d'habits, on préviendrait les maladies auxquelles on s'expose quand on prend les habits d'été trop tôt et qu'on les quitte trop tard. Les vieillards surtout ne doivent point connaître les habits de saisons. Toute la perfection d'un habit consiste en ce qu'il soit aisé et propre. En conséquence, la mode ou la forme ne doivent entrer pour rien dans la façon ; on ne doit au contraire consulter que sa santé, le climat et sa commodité. Il faut que la poitrine, le bas-ventre, les bras et les pieds soient absolument à l'aise. Les jarretières, les boucles, les recolles s'opposent à la circulation du sang, à l'accroissement des parties et deviennent la cause d'un nombre infini de maladies.

DE L'INTEMPÉRANCE.

La grande règle de la tempérance est de s'en tenir à la simplicité : la nature ne demande que des aliments simples et sans apprêts. L'intempérance apporte les plus grands désordres dans l'économie animale : elle nuit à la digestion, elle relâche les nerfs, elle rend les sécrétions irrégulières, elle vicie les huméurs et occasionne des maladies sans nombre. L'intempérance est également dangereuse dans la satisfaction des autres désirs. Avec quelle promptitude l'abus des liqueurs et des plaisirs de l'amour ne détruit-il point la meilleure constitution ! Quels désordres ces excès ne jettent-ils point dans les familles ! Combien de femmes, d'enfants périssent de besoin, tandis que des pères cruels se livrent sans réserve à leur appétit insatiable ! L'ivrognerie est par elle-même non-seulement le vice le plus abominable, mais encore la source de la plupart des autres vices.

DE LA PROPRETÉ.

La gale et la plupart des maladies de la peau sont dues au défaut de propreté. La malpropreté occasionne encore les différentes espèces de vermines qui infestent les hommes, les maisons. La propreté en est le seul remède. Les fièvres putrides, malignes commencent ordinairement par ceux qui habitent les maisons malpropres et renfermées, qui portent des habits sales. La propreté est donc de la dernière importance. En conséquence, on changera souvent de linge pour faciliter la transpiration insensible, si nécessaire à la santé. On changera souvent d'habits et on tiendra ses appartements très-propres. La propreté est indispensable dans les camps, les casernes, dans les infirmeries, dans les hôpitaux, dans les vaisseaux. Elle est seule un remède contre plusieurs maladies. Il est de la dernière importance de changer souvent les malades de linge ; il n'y a pas de cas où un malade ne puisse être changé quand il est sali. Une personne en santé doit changer de linge au moins une fois par semaine. Elle doit faire fréquemment usage de bains, se laver tous les jours les mains, le visage et sur-

...pieds. La propreté a plus d'attraits à nos yeux que la pa-
...elle est un ornement pour tous les états. Personne n'en est
...euse; elle doit être pratiquée avec le plus grand soin partout,
...dans les villes peuplées, elle doit être presque révérée.

DE LA CONTAGION.

La plupart des maladies sont contagieuses ; on doit donc, autant qu'on le peut, éviter toutes communications avec les malades.
Le malade n'a besoin que de ceux qui, par état ou par bienfaisance,
se destinent à le soigner. C'est vouloir exposer sa vie et celle de
ses connaissances que de visiter les malades par pure curiosité
ou par une tendresse mal entendue. Les médecins et les personnes
charitables doivent chasser d'auprès d'un malade toute personne
inutile ; c'est le seul moyen d'arrêter le progrès de la contagion.
Le malade lui-même en retirera un avantage : son imagination,
facile à s'effrayer, ne sera plus exposée au propos sourds et à petit
bruit, aux contenances effrayées de ces gens oisifs qui ne manquent jamais de déconcerter son esprit et d'aggraver la maladie.

On bannira l'usage, ordinaire surtout parmi les peuples des
campagnes, d'inviter un grand nombre de personnes aux funé-
railles et de les assembler pendant quelque temps dans la chambre
de mort, parce que c'est encore le moyen de propager la contagion, qui ne meurt pas toujours avec le malade. Il faut enterrer
promptement ceux qui succombent aux fièvres malignes, putrides ; on doit éviter de s'en approcher. Il est dangereux de se
servir des habits qu'ont portés les malades, à moins qu'ils n'aient
été lavés et exposés à la fumée de plantes odorantes, de vinaigre,
de soufre ou à l'air pendant un temps assez considérable.

Les prisons, les hôpitaux répandent souvent la contagion dans
les villes ; il serait à désirer que le Gouvernement reléguât ces
établissements hors de leur sein. Les habitants des villes doivent
choisir une habitation bien exposée, parce que leur atmosphère
n'est qu'une masse corrompue chargée des vapeurs les plus per-
nicieuses. Ils doivent encore éviter les rues étroites, malpropres
et passagères ; ils doivent tenir propres leurs maisons, leurs cours,
sortir et se tenir en plein air aussi souvent que leurs affaires
pourront le leur permettre.

Ceux qui, par état, gardent les malades, si la maladie est contagieuse, doivent prendre du tabac ou toute autre plante odo-
rante très-forte, comme l'ail. Ils doivent tenir les malades très-

propres et arroser les chambres avec du vinaigre. Ils ne doivent point aller dans le monde sans avoir changé d'habits, sans s'être lavé les mains et le visage.

Les maîtres ne doivent point garder dans leur maison leurs domestiques malades, si la maladie est contagieuse ; autrement, ils courront le risque d'en voir leur famille attaquée.

Les hôpitaux seraient moins sujets à propager la contagion s'ils étaient situés hors des grandes villes, si les malades n'y étaient point amoncelés les uns sur les autres dans de petites salles, si la propreté et les ventilateurs n'y étaient point négligés, s'ils étaient plus nombreux. Les maladies contagieuses, qui s'engendrent communément parmi les pauvres, trouveraient leur tombeau dans les hôpitaux et ne seraient plus dans le cas de se communiquer aux personnes plus aisées et souvent de produire des épidémies.

DES PASSIONS.

Les passions ont une grande influence sur le cours des maladies et sur leur guérison. La colère trouble l'esprit, déforme les traits du visage, précipite le cours du sang et dérange toutes les fonctions vitales et animales ; elle cause souvent la fièvre, des maladies aiguës et quelquefois la mort subite. Les personnes délicates, attaquées de maladies nerveuses doivent être singulièrement en garde contre les excès de cette passion. Les ressentiments, que souvent nous sommes maîtres de bannir de notre âme, épuisent les forces de l'esprit, occasionnent les maladies chroniques les plus opiniâtres et ruinent insensiblement la meilleure constitution. Rien ne montre plus de grandeur d'âme que le pardon des injures.

La peur, que la nature nous a donnée pour notre conservation, conduit souvent à la perte de la vie. Une peur subite produit en général les effets les plus funestes : les accès épileptiques et les autres maladies nerveuses en sont souvent les suites. On doit donc soigneusement veiller à ce que les enfants ne soient point effrayés et à ce qu'ils ne s'effraient point les uns les autres.

Les effets de la peur sont encore plus dangereux : la crainte constante d'un mal futur, en séjournant dans l'âme, occasionne souvent le mal que l'on craint ; de là grand nombre de personnes meurent des mêmes maladies qu'elles avaient appréhendées pendant longtemps. Les femmes en couches en offrent journellement des exemples. Que les femmes enceintes méprisent donc la peur, qu'elles évitent à quelque prix que ce soit de se trouver avec des commères babillardes qui sont perpétuellement à répéter à leurs oreilles des accidents arrivés à d'autres femmes. Il serait bien à désirer que l'on bannît l'usage de sonner les cloches d'une paroisse pour les personnes qui meurent. Ceux qui se croient en danger sont ordinairement curieux ; s'ils viennent à apprendre que celui pour lequel on sonne est mort de la maladie dont ils sont attaqués, quel ne sera pas l'effet d'une sonnerie funéraire dont ils sont étourdis cinq ou six fois par jour ! Qu'on tienne donc un malade éloigné du bruit des cloches et de tout ce qui peut l'alarmer ; qu'on éloigne de lui ces gens qui n'ont d'autres affaires que de visiter un malade pour venir chuchoter sans cesse à ses oreilles.

Le chagrin est de toutes les passions celle qui est la plus destructive de la santé. Ses effets n'ont point d'interruption, et quand il se fixe profondément dans l'âme, il a les suites les plus fâcheuses. Le chagrin se change souvent en une mélancolie continuelle qui mine la force de l'âme et ruine le tempérament.

La véritable grandeur d'âme consiste à supporter avec courage les malheurs qui assiégent la vie. Gardons-nous donc de céder au chagrin, cherchons la consolation, embrassons-la de quelque part qu'elle nous vienne. Que notre âme ne reste pas longtemps attachée sur un objet, surtout s'il est désagréable, et nous échapperons aux dérangements d'estomac, aux indigestions, aux affaissements d'esprit, aux relâchements des nerfs, aux vents dans les intestins, à la corruption de toutes nos humeurs. Nous sommes presque autant maîtres de commander à notre âme que nous le sommes de diriger le régime de notre corps. En conséquence, lorsque le chagrin se présente, cherchons la société des gens gais, entremêlons nos travaux d'amusements et de récréations, livrons-nous à la variété des scènes que la nature se plaît à nous offrir partout, et dont le but est sans doute d'empêcher que notre attention ne soit trop longtemps fixée sur un seul objet. On voit rarement que ceux qui ont des affaires qui demandent de l'application soient sans chagrin. Cultivons les plaisirs honnêtes ; ils semblent donner de la rapidité au temps et ils ne peuvent avoir que les suites les plus heureuses.

La plupart de ceux qui sont dans le chagrin se livrent à la boisson, mais le remède est pire que le mal ; il est rare qu'à la fin ils ne ruinent pas leur fortune, leur tempérament et leur réputation.

Quoique l'amour ne marche point aussi rapidement que quelques-unes des autres passions, il est cependant la plus forte et, porté à un certain degré, la moins susceptible d'être réprimée ou de céder aux impulsions de la raison. On n'aime point à l'extrême du premier abord ; il faut donc, avant de se livrer à l'amour, peser attentivement les probabilités qui font espérer d'obtenir l'objet aimé. Si elles ne sont point en notre faveur, fuyons toutes les occasions d'augmenter notre passion, recourons à nos affaires ou à l'étude ou à la dissipation, ou, s'il est possible, cherchons un autre objet que nous soyons dans le cas de pouvoir obtenir.

L'amour, devenu maladie, est très-difficile à guérir ; les suites en sont souvent si violentes, que la possession de l'objet aimé n'en est pas toujours le remède. Cependant c'est celui que l'on doit employer, s'il n'y a pas d'impossibilité, et on ne doit point s'y refuser pour une cause simple ou légère. Les pères et mères sont trop enclins à traiter l'amour de bagatelle ; la plupart, entraînés par des vues d'intérêt, sacrifient tous les jours la santé, la tranquillité, le bonheur de leurs enfants et de ceux qui sont commis à leurs soins ; ils ne comptent pour rien l'inclination, la seule chose à laquelle ils doivent cependant faire attention s'ils veulent faire d'heureuses alliances et s'ils ne veulent point se repentir dans la suite de la sévérité de leur conduite, de la perte de la santé et des sentiments de leurs enfants.

Le meilleur moyen de s'opposer à la violence des passions est en général de se livrer à celles qui sont opposées et d'appliquer tellement son esprit aux choses utiles, qu'il ne lui reste plus de temps pour réfléchir sur ses malheurs.

GAYARD-MICHON.

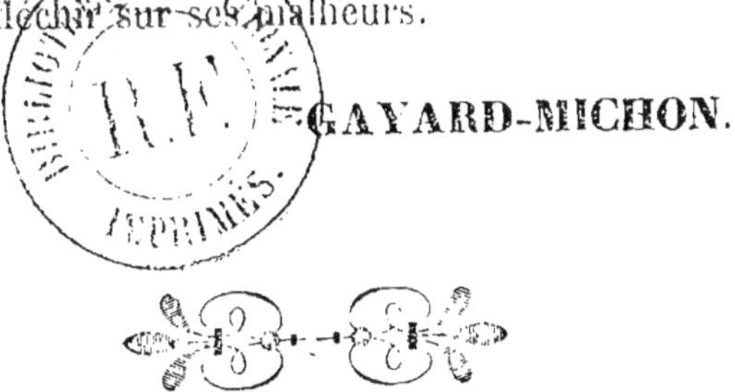

Ambert, Imp. de Grangier.